EXAMEN PHYSIOLOGIQUE

DE

L'HYDROTHÉRAPIE

MÉMOIRE

LU A LA SOCIÉTÉ NATIONALE DE MÉDECINE DE LYON

dans sa séance du 13 janvier 1851,

PAR LE DOCTEUR LUBANSKI,

Directeur de l'Etablissement Hydrothérapique du Chateau de Long-Chêne, près Lyon, ex-directeur de l'Etablissement Hydrothérapique de Pont-à-Mousson, ancien rédacteur en chef des Annales d'obstétrique, des maladies des femmes et des enfants, lauréat de l'académie nationale de médecine de Paris, membre de l'académie des sciences, arts et lettres de Dijon. de la société nationale des sciences de Nancy, de la société médicale d'émulation de Paris et de celle de Lyon, de la société médico-chirurgicale de Montpellier, de la société de médecine de Nancy, de celle d'Anvers, etc., etc.

PARIS
GERMER-BAILLIÈRE
Rue de l'École-de-Médecine, 17.

LYON
CH. SAVY
Place Bellecour, 14.

1851.

EXAMEN PHYSIOLOGIQUE

DE

L'HYDROTHÉRAPIE.

LYON. — Imp. de GUYOT, rue de l'Archevêché, 2.

EXAMEN PHYSIOLOGIQUE

DE

L'HYDROTHÉRAPIE

MÉMOIRE

LU A LA SOCIÉTÉ NATIONALE DE MÉDECINE DE LYON

dans sa séance du 13 janvier 1851,

PAR LE DOCTEUR LUBANSKI,

Directeur de l'Établissement Hydrothérapique du Chateau de Long-Chene, près Lyon, ex-directeur de l'Etablissement Hydrothérapique de Pont-à-Mousson, ancien rédacteur en chef des Annales d'obstétrique, des maladies des femmes et des enfants, lauréat de l'académie nationale de médecine de Paris, membre de l'académie des sciences, arts et lettres de Dijon, de la société nationale des sciences de Nancy, de la société médicale d'émulation de Paris et de celle de Lyon, de la société médico-chirurgicale de Montpellier, de la société de médecine de Nancy, de celle d'Anvers, etc., etc.

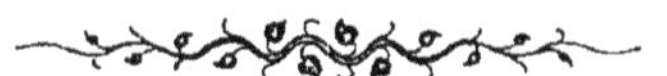

PARIS
GERMER-BAILLIÈRE
Rue de l'École-de-Médecine, 17.

LYON
CH. SAVY
Place Bellecour, 14.

1851.

EXAMEN PHYSIOLOGIQUE

DE

L'HYDROTHÉRAPIE.

L'eau froide employée à l'intérieur sous forme de boisson, et appliquée extérieurement sous forme de lotions, affusions, bains et douches; l'excitation de la transpiration cutanée par un procédé particulier; l'emploi méthodique de l'exercice musculaire, et enfin le régime alimentaire convenablement dirigé : voilà, Messieurs, l'ensemble des moyens qui composent la méthode curative connue sous le nom d'*Hydrothérapie*.

Je me propose d'examiner l'action de ces divers moyens sous le rapport physiologique; et, si je démontre que l'influence qu'ils exercent sur les organes et les fonctions de l'économie vivante, peut utilement s'appliquer contre certaines modifications pathologiques, je prouverai par cela même la valeur thérapeutique de la méthode.

Dans cet examen, je ne pourrai considérer l'Hydrothérapie que sous un point de vue général; il faudra donc que j'en écarte tout ce qui concerne les détails d'application contre des cas particuliers, non pas que je ne reconnaisse l'importance pratique de ces détails, mais parce qu'il me serait impossible de les aborder, sans dépasser de beaucoup les limites dans lesquelles j'ai cru devoir me renfermer par respect pour le temps dont vous voulez bien disposer en ma faveur.

En examinant successivement les agents de l'Hydrothérapie, j'indiquerai d'abord leur effet direct sur la partie à laquelle ils s'adressent. Je chercherai ensuite à apprécier l'influence que peut avoir cet effet local sur les diverses fonctions organiques; et enfin, je m'efforcerai d'établir les rapports qui peuvent exister entre cette influence générale et la pathologie, ainsi que la thérapeutique de certains états morbides.

Je ne me dissimule pas, Messieurs, la difficulté de la tâche que j'entreprends. Le sujet par lui-même est assez épineux; il touche de près à des questions très délicates et fort controversées. D'un autre côté, ma position vis-à-vis de vous est un peu embarrassante; j'ai beaucoup à dire, je dois le dire en peu de mots, et enfin, je vous ai donné le droit d'être exigeant par le retard que j'ai apporté à profiter de l'attention que vous m'avez accordée. En réfléchissant à tout cela, j'ai presque eu la pensée de reculer, mais la foi que j'ai dans votre indulgence me redonne du courage. Votre bienveillance me soutiendra, je n'en doute pas, Messieurs, car ma présence ici n'a d'autre but que de provoquer vos réflexions et vos remarques, pour lestourner ensuite au profit d'une thérapeutique qui a encore beaucoup à acquérir.

L'administration de l'eau froide à l'intérieur, sous forme de boisson à haute dose, constitue une partie importante du traitement hydriatrique. Quel en est le but ? Quel en est l'effet ?

Pour répondre à ces deux questions d'une manière précise, il faut examiner d'abord ce qui se passe, lorsqu'on ingère dans l'espace de quelques heures, l'estomac étant vide, une certaine quantité d'eau froide.

Le premier phénomène qu'on observe dans cette circonstance, c'est un besoin fréquent d'uriner, qui se reproduit, en proportion de la quantité du liquide consommé. Si on mesure exactement l'eau bue et l'urine rendue, on voit que souvent les doses des deux liquides sont les mêmes. Toutefois, l'émission de l'urine varie de quantité et de fréquence, selon l'état de repos ou de mouvement; elle diminue chez les individus qui en buvant se livrent à un exercice soutenu, parce que chez eux une partie d'eau ingérée est éliminée par la peau dont les fonctions se font alors avec plus d'énergie.

Cet état de repos ou de mouvement influe aussi sur la calorification. En général, l'ingestion de l'eau à basse température produit l'abaissement proportionné de la chaleur vitale. Mais cet abaissement, qui peut être fort sensible lorsqu'on reste immobile, ou qu'on fait peu de mouvement, est inappréciable quand on fait de l'exercice. Cette différence dans la sensation du chaud et du froid dépend aussi de l'âge et de l'état des forces du malade. Les adultes et les sujets d'une forte constitution supportent de grandes quantités d'eau froide sans un changement notable dans la température du corps, il en est autrement chez les individus faibles, chez les enfants et chez les vieillards.

Enfin, comme action locale sur le tube digestif, l'eau froide exerce un effet excitant. Elle stimule les fonctions de l'estomac en vertu de la réaction qu'elle provoque du côté de la muqueuse gastrique; elle éveille les mouvements péristaltiques de cet organe, et l'excitation qui en résulte retentit quelquefois sur tout le trajet du tube digestif; et se traduit, chez quelques sujets impressionnables, par de fréquentes évacuations alvines.

On voit donc que l'effet de l'administration de l'eau à l'intérieur, à part quelques différences individuelles, présente des phénomènes constants, qui consistent en une augmentation notable de deux secrétions principales, celle de l'urine et de la transpiration.

Mais, il faut en convenir, la quantité d'éléments solides qu'entraînent au dehors ces deux sécrétions est trop peu importante, puisque dans l'état où elles se trouvent au moment de cette élimination excessive, elles contiennent beaucoup plus d'eau que de coutume. L'eau consommée est donc aussitôt éliminée, sans passer même par la grande circulation, sans se mêler au sang, puisqu'elle est portée, en grande partie du moins, directement de l'estomac, à travers le foie, vers les reins, à l'aide d'un appareil spécial, dont l'existence vient d'être mise hors de doute par les expériences récentes de M. Bernard, du Collège de France.

Aussi l'effet principal de cette grande quantité d'eau froide qui est expulsée presque aussitôt qu'elle est prise, ne peut être attribué qu'à la différence de température entre le liquide ingéré et le liquide rendu.

L'eau introduite dans l'estomac à une température de 6 ou 8°, est éliminée par les urines ou la transpiration à la température de 37°; il y a donc entre les deux liquides une différence notable, qui ne peut être comblée que par un surcroît dans la production de la chaleur vitale. Or, ce surcroît dans la production de la chaleur, suppose nécessairement une augmentation d'activité dans l'accomplissement de tous les actes organiques qui concourent à sa formation, il suppose aussi une dépense matérielle de la part de nos organes, puisqu'il ne peut y avoir du calorique produit sans qu'il y ait en même temps de la matière organique détruite.

La consommation de la matière organique est donc le résultat principal de l'usage de l'eau froide en boisson, dont la quantité aussi bien que la température déterminent par conséquent l'importance de cette consommation. On voit aisément quelles sont les suites inévitables du fait physiologique que nous énonçons, et sur lequel nous aurons l'occasion de revenir. Il nous suffit, pour le moment, de l'indiquer comme base de l'emploi de l'eau à l'intérieur, base sur laquelle, d'accord avec les circonstances individuelles que nous avons mentionnées, doit s'appuyer la direction de ce moyen.

Si de cet examen de l'influence qu'exerce l'usage intérieur de l'eau froide, nous passons à l'étude de celle que peut avoir l'application des moyens externes de l'hydrothérapie, nous verrons qu'il y a entre les effets produits, de part et d'autre, une certaine analogie. A l'extérieur comme à l'intérieur, l'eau froide provoque une excitation locale et soustrait du calorique dans la proportion de sa propre température. Ces deux effets se retrouvent donc ici; seulement par les moyens externes la soustraction du calorique peut être beaucoup plus considérable, en raison de la facilité de prolonger la réfrigération; et l'excitation locale qui s'opère du côté de la peau, peut également être plus énergique et plus durable, puisqu'on peut la soutenir par la répétition plus fréquente du moyen.

En observant avec attention les résultats immédiats que produit l'eau froide mise en contact avec un point quelconque de la surface cutanée, on constate, comme modification principale, un retrait plus ou moins considérable des liquides organiques. Aussi la partie soumise à la réfrigération, présente-t-elle aussitôt un abaissement proportionné de la température et une décoloration plus ou moins marquée des tissus.

Voilà, on ne peut le nier, un ensemble des phénomènes d'une véritable hyposthénisation, qui est profonde ou superficielle, selon que l'application du froid a été lente ou subite, et selon que le froid lui-même a été plus ou moins intense. Cette hyposthénisation persiste tant que dure la réfrigération elle-même. Lorsque celle-ci vient à cesser, on voit la partie réfrigérée devenir le siège d'une circulation active, ses tissus se colorent, sa température s'élève ; tout dénote les efforts que fait l'organisme pour réagir contre l'impression qu'il vient de ressentir ; aussi ce dernier résultat porte le nom de *réaction*.

Cette action et cette réaction prouvent que le froid peut être hyposthénisant ou stimulant, selon la manière dont il est appliqué. Les différents agents hydriatriques se prêtent parfaitement à la réalisation de ces deux résultats, auxquels on peut donner à volonté un plus ou moins haut degré d'intensité.

Toutefois, ces résultats considérés sous ce point de vue ne sont que des résultats locaux ; ils ont lieu sur le point même sur lequel on vient d'appliquer le froid; leur importance réelle ne peut donc être appréciée que par le retentissement qu'ils sont susceptibles d'avoir dans l'ensemble de l'organisme.

Or, cette importance générale gît dans la répétition des alternatives d'action et de réaction, dans lesquelles il y a de la chaleur soustraite et reproduite, ou, ce qui revient au même, de la chaleur dépensée. Elle dépend aussi des relations qui existent entre la peau, vers laquelle, comme nous venons de le voir, s'effectue un afflux des forces organiques, et les différentes fonctions de l'économie.

Nous aurons tout à l'heure à apprécier la valeur physiologique de ces modifications ; il nous reste à dire préalablement un mot sur les effets du moyen, qui joue un rôle important dans l'hydrothérapie, et que l'on désigne ordinairement sous le nom de *maillot*.

Le maillot hydrothèrapique varie en ce qu'il peut être sec ou humide. Pour pratiquer le maillot sec on enveloppe le malade dans des couvertures de laine pardessus lesquelles on place un grand duvet, de façon à créer autour du corps un obstacle à la déperdition de la chaleur organique. Dans cet enveloppement, qui comprend, soit la totalité soit une partie de la surface cutanée, on laisse toujours un libre accès à l'air dans le poumon, et on a soin même d'aérer l'appartement où repose le malade, afin de rendre la consommation de l'oxygène aussi considérable que possible. On agit ainsi sur la calorification par deux moyens qui concourent au même résultat : l'un active la production de la chaleur, l'autre en empêche le rayonnement. Aussi la températnre du corps s'élève-t-elle considérablement, et ce phénomène a cela de particulier, qu'il est, pour ainsi dire, un fait isolé ; c'est-à-dire, qu'il a lieu, sans qu'il y ait en même temps aucun changement notable du côté de la circulation. L'accumulation du calorique se fait complètement à la surface, et toute son action se porte par conséquent sur la peau, dont les fonctions se trouvent énergiquement stimulées. On obtient donc, en général, par ce moyen, des transpirations promptes et abondantes. La quantité de la sueur que l'on provoque de cette façon est parfois prodigieuse. Je l'ai vue, dans un cas, dépasser la valeur de deux kilogrammes au bout de trois heures de l'enveloppement, pendant la durée duquel le malade était à dessein complètement privé de boisson. Cependant, les faits de ce genre, je me hâte de le dire, sont tout à fait exceptionnels. Il n'est pas moins certain, que la quantité de la sueur évacuée par le procédé qui nous occupe est, dans la majeure partie de cas, fort considérable. On estime que l'usage répété du maillot accroit la somme de l'exhalation cutanée dans la proportion de 4 à 1, si on prend pour base normale le maximum de cette sécrétion d'après les recherches de Seguin et de Lavoisier (1).

Un autre genre de maillot hydrothérapique, avons-nous dit, c'est le maillot humide qui, quant au mode d'application, ne diffère du précédent que par l'interposition d'une toile imprégnée d'eau froide, dont on entoure le corps du patient avant de le couvrir de laine.

Le premier effet de cette espèce d'enveloppement, est le refroidissement de la surface cutanée, refroidissement proportionné à la température de l'eau mise en usage. Dans les cas, dans lesquels existait, au moment de l'enveloppement, une accélération du côté

(1) V. les expériences du docteur Hallmann publiées dans la *Gazette médicale de Berlin*.

de la circulation, le maillot humide en opère le ralentissement. Et ces deux phénomènes, l'abaissement de la température et le ralentissement du pouls, durent jusqu'à l'arrivée de la réaction. Si on s'arrête à ce moment, et si on recommence aussitôt l'enveloppement, pour le répéter autant de fois que l'exigeront les symptômes d'excitation fébrile que l'on cherche à combattre, on aura employé un moyen sédatif par excellence; moyen qui, dans la première période de fièvres continues, peut rendre d'immenses services, parce que les résultats auxquels il conduit, sont plus certains que ceux qu'on obtient par les sangsues et la lancette, et parce qu'ils n'ont aucun des inconvénients de la saignée. J'énonce, Messieurs, et je maintiens cette proposition, avec l'assurance que peuvent donner les faits les plus irrécusables dont j'ai été témoin. Je regrette de ne pas pouvoir l'appuyer de l'autorité de quelques expériences officilles (1); il ne dépend que de vous de les tenter et d'acquérir ainsi une conviction que je m'estimerais heureux de vous voir partager.

Les effets sédatifs du maillot sur lesquels nous avons arrêté un instant votre attention, persistent donc jus-

(1) Plusieurs cas de fièvre typhoïde, traitée par l'hydrothérapie à l'Hôtel-Dieu annexe de Paris, ont prouvé l'efficacité de cette méthode, et cependant, ce traitement n'a pas été appliqué avec toute la rigueur qu'il exige. On trouve le compte rendu de cet essai, fort incomplet d'ailleurs, dans la *Gazette des Hôpitaux* de 1846.

On peut consulter pour plus de détails l'excellent ouvrage sur l'hydrothérapie du Docteur Scoutetten, et ma Brochure sur le *Traitement hydriatrique des maladies fébriles*.

qu'au retour de la chaleur normale. Si au lieu de faire cesser l'enveloppement à ce moment, on en prolonge la durée, on sentira cette chaleur s'élever insensiblement, et le drap du maillot séchant peu à peu, toute l'eau dont il était imbibé se trouvera bientôt absorbée par la peau. Les effets de cette seconde période ressemblent à ceux d'un bain tiède; aussi remarque-t-on qu'ils produisent un calme parfait et qu'ils apaisent l'agitation nerveuse d'une manière à peu près certaine.

Si on continue plus longtemps encore l'enveloppement, celui-ci rentre alors dans la catégorie du maillot sec, et on arrive à la transpiration de la manière qui nous a déjà occupé.

Dans tout ce qui précède, Messieurs, dans ce tableau général, mais trop incomplet, j'en conviens, j'ai cherché à vous présenter les traits principaux des moyens hydriatriques; et si j'ai réussi à vous faire comprendre l'action de ces moyens, vous en avez déjà conclu que leur influence aboutit constamment aux mêmes résultats physiologiques, savoir : la soustraction plus ou moins considérable de la chaleur vitale, et l'excitation plus ou moins vive de la surface cutanée. Or, ces résultats n'ont de valeur thérapeutique réelle, que par les modifications générales auxquelles ils donnent lieu à leur tour dans l'ensemble des fonctions organiques.

Et d'abord, puisque la calorification est si intimément liée à l'étude de l'hydrothérapie, il devient indispensable de rechercher qu'elles sont les conditions physiologiques qui président au développement, à la répartition et à la déperdition de la chaleur.

De tout temps, Messieurs, la calorification a été l'objet d'études sérieuses de la part des physiologistes. Depuis Hyppocrate, qui considérait le caloriqne vital comme un être animé et immortel, jusqu'à la théorie chimique de Lavoisier, qui attribue la calorification à un foyer unique, dont le siège est dans le poumon, on a créé sur la source présumée de la chaleur des hypothèses sans nombre, dans lesquelles les forces physiques, les agents chimiques et les forces vitales, ont joué tour à tour le rôle principal ou secondaire.

Ces efforts constants, ces recherches persévérantes des savants et des médecins de toutes les époques, prouvent l'importance de l'objet auquel ils s'appliquaient; et cette importance a été si bien sentie par les anciens, qu'ils ont pris la calorification pour caractère principal de la classe la plus importante de la pathologie; nous en trouvons la preuve dans les mots qui ont traversé les siècles, et que nous avons conservés : πύρετος et φλεγμασία des Grecs, aussi bien que *febris* et *inflammatio* des Latins.

Aujourd'hui, Messieurs, nos idées, quant au rôle physiologique de la chaleur vitale, sont peut-être plus développées encore, et nous le devons aux notions plus précises sur la calorification, notions dont les sciences accessoires ont doté la médecine. La chaleur vitale n'est plus pour nous un être animé d'Hyppocrate; elle n'est pas produite par un éther qui s'échappe du cœur, comme le pensait Gallien, elle ne dépend pas non plus du frottement du sang contre la paroi des vaisseaux, selon l'opinion de Boerhaave; sa production ne se fait pas dans le poumon, comme le prétendait Lavoisier. La calorification, à proprement parler, n'est pas une fonction; c'est plutôt l'expression finale de toutes les fonctions de l'économie; elle dure tant que dure la vie elle-même, elle précède le premier cri de l'enfant qui naît, et finit avec le dernier souffle de l'existence qui s'éteint. L'organisme tout entier constitue son appareil de génération.

La peau et le poumon absorbent l'oxygène de l'air, qui est le premier élément de la chaleur, la circulation artérielle conduit le sang qui en est chargé, et les vaisseaux capillaires le mettent en contact avec la trame organique de toutes les parties du corps. Là, c'est-à-dire partout, s'opère une véritable combustion. L'oxygène du sang artériel se porte sur les principes carbonés et hydrogénés de nos organes qu'il transforme en eau et acide carbonique, et c'est de cette transformation que résulte le développement de la chaleur. Celle-ci se dégage donc partout où il existe un vestige de la circulation sanguine. Le système veineux, à son tour, s'empare des principes comburés et les ramène vers la peau et le poumon, où se fait leur élimination. Pendant ce temps, toutes les sécrétions et particulièrement celle de l'enveloppe tégumentaire débarassent l'organisme de l'excès de la chaleur, tandis que les voies digestives et tous les organes de l'assimilation, préparent des éléments destinés à la réparation des pertes produites par la combustion.

On voit donc que la calorification est intimément liée à toutes les fonctions de l'économie ; qu'elle tient sous sa dépendance le mouvement de décomposition, ainsi que celui d'assimilation ; qu'elle préside aux actes les plus importants de l'organisme. Aussi, qu'une seule de nos fonctions se trouve lésée, d'une manière quelconque, des troubles proportionnés à l'importance de la lésion ne tardent pas à se manifester dans la production, ou dans la répartition de la chaleur. Que la production de celle-ci se trouve gênée, que l'oxygène manque en partie, ou bien que son accès dans le sang, par les poumons ou par la peau, rencontre des obstacles, toutes les fonctions de l'économie peuvent s'en ressentir et s'en ressentent en effet.

Et, puisqu'il en est ainsi, Messieurs, n'est-il pas permis d'admettre à priori, que tout ce qui agit sur la calorification, en activant, excitant, ou régularisant son développement, doit inévitablement influer sur toutes les fonctions en les rendant plus actives et plus régulières ?

Mais il y a plus même. La calorification n'influe pas seulement sur les fonctions, la structure des organes s'en ressent également, puisque la production de la chaleur entretient la mutation incessante de la substance de nos tissus, et provoque ainsi une rénovation organique plus rapide et plus complète.

Si, de ces considérations générales, nous passons

à l'examen de chaque fonction en particulier, pour apprécier l'influence que peut exercer sur elles la soustraction répétée du calorique, telle que nous l'avons vu résulter de l'application des divers agents de l'hydriatrie, nous arriverons facilement à une détermination plus précise des effets curatifs, des indications et des contre-indications de cette méthode thérapeutique.

Or, il résulte de ce que nous avons dit sur la loi physiologique qui préside au développement de la calorification, qu'une des premières conséquences d'un surcroît d'activité dans la production de la chaleur vitale, doit être la nécessité d'absorber, dans un temps donné, une plus grande quantité que de coutume, de l'oxygène atmosphérique. Et quels sont donc les organes chargés de cette absorption de l'oxygène? la peau et particulièrement le poumon. Les fonctions de ces deux organes vont donc être sollicitées et devront s'accomplir avec plus d'énergie. Cependant l'accomplissement régulier de tout acte organique, exige, comme condition absolue, un rapport exact entre le stimulus de l'acte et l'appareil chargé de l'exécuter; une proportion déterminée entre le besoin de fonctionner, et l'aptitude de répondre à ce besoin. Il faut donc, pour le cas spécial qui nous occupe, que la peau et le poumon, et particulièrement ce dernier, soient dans des conditions anatomiques favorables pour déployer l'activité à laquelle les appellent les agents de l'hydrothérapie.

Pour ce qui concerne la peau, il est aisé, dans la

majeure partie des cas, de réveiller cette énergie d'action, par l'emploi de divers moyens qui l'excitent sans exposer l'organisme à une grande déperdition de la chaleur; comme cela se fait à l'aide des douches, des frictions humides et des enveloppements. Mais pour le poumon, la chose n'est pas aussi facile, dans quelques cas elle est même absolument impossible. Toutes les fois donc qu'on a des raisons légitimes pour admettre de ce côté une lésion matérielle, serait-elle de peu d'importance, — et je dirai même plus, — toutes les fois qu'on a des raisons pour craindre l'imminence d'une lésion, on doit s'abstenir d'appliquer le traitement hydriatrique. Et ce que je dis du poumon s'applique également à l'organe central de la circulation; car, dans l'un et l'autre cas, il y a nécessité de diminuer l'activité de la fonction, bien plus que d'en augmenter l'énergie.

Voilà donc une contre-indication positive; mais cette contre-indication ne s'appuie point sur le danger des congestions, comme on le pense communément. Ce danger est nul dans un traitement hydriatrique convenablement dirigé. Ce qu'il y a à craindre, c'est la fatigue des organes lésés, c'est leur épuisement par suite d'efforts infructueux pour répondre à un besoin disproportionné avec les forces dont ils sont doués; fatigue et épuisement qui conduisent inévitablement à l'excitation morbide. Cela est si vrai, que chez les personnes chez lesquelles les organes de la respiration sont originairement délicats, et chez lesquelles cependant on peut avoir recours à l'hydrothérapie avec avantage, l'application de ce traitement exige une prudence toute particulière ; et pour peu qu'on s'en écarte, on voit survenir l'anhélation et la faiblesse générale, absolument pareilles à celles que l'on observe dans les ascensions sur les hautes montagnes. Or, la cause de ces deux faits est la même : c'est la disproportion entre le besoin et la faculté de respirer. Dans les régions élevées, l'air ne suffit point à l'oxygénation du sang ; dans le cas particulier dont il est question, c'est le poumon qui ne suffit pas à l'absorption de tout l'oxygène dont il a besoin.

La conclusion pratique de ces considérations, c'est que la soustraction du calorique, au moyen d'agents hydriatriques doit être rigoureusement proportionnée à l'activité fonctionnelle de la respiration. Nous verrons que cette conclusion s'applique à toutes les fonctions qui concourent directement à la calorification. Nous pouvons donc dire dès à présent que l'énergie du traitement doit être proportionnée à la facilité avec laquelle on produit de la chaleur. Et, comme cette dernière faculté grandit et se développe à mesure qu'elle est exercée, on peut s'attendre à la créer en quelque sorte, lorsque son absence ne dépend point d'un obstacle matériel, d'une lésion anatomique.

Aussi, sous le point de vue particulier où nous étions placés tout-à-l'heure, à propos des organes de la respiration, il faut établir une distinction entre les désordres matériels et la phlogose superficielle, ou bien une lésion d'innervation de ces organes. Dans ces derniers cas, l'hydrothérapie appliquée avec ménagement, et conduite avec prudence, réussit parfaitement, — j'ai eu l'occasion de m'en assurer dans quelques bronchites chroniques et les névroses cardio-pulmonaires; j'ai vu l'hydrothérapie produire des succès complets et durables, dans les affections catarrhales du poumon, dans les palpitations nerveuses, et dans plusieurs cas d'asthme fort graves et très anciens.

Nous venons de voir qu'un surcroît d'activité du côté de la respiration est une conséquence immédiate de la dépense insolité de la chaleur, à laquelle nous expose l'application de moyens hydriatriques. Sous l'influence d'un exercice plus énergique de cette fonction, le sang se charge donc d'une plus grande quantité d'oxygène, qui pénètre dans la trame de nos tissus. Ici s'opère, avons nous dit, la combustion, c'est-à-dire la destruction de certains principes organiques. Donc, plus l'oxygénation sera active, et plus considérable sera aussi ce mouvement de décomposition vitale. Et comme dans l'économie vivante il y a tendance continuelle à l'équilibre des fonctions, il en résulteque cet accroissement du mouvement de décomposition, éveille un besoin proportionné de réparation. Aussi l'hydrothérapie excite-t-elle l'appétit dans des proportions extraordinaires. Et comme la nature dirige d'ordinaire ses forces du côté où se fait sentir un besoin plus vif d'action, les voies digestives se mettent en général en mesure, de répondre aux exigences de l'assimilation. Toutes les fois donc qu'il y a intégrité matérielle du côté de l'appareil digestif, les organes qui le composent reçoivent de l'hydrothérapie une stimulation énergique. Aussi voit-on cette méthode thérapeutique produire d'excellents résultats dans les anciennes phlogoses, et dans les affections nerveuses gastro-intestinales, ainsi que dans ces états indéterminés, où il n'y a évidemment qu'une sorte d'inertie, de paresse fonctionnelle du côté de ces organes.

Il arrive ainsi que la décomposition et la reconstitution de nos tissus se trouvent également stimulées, et la conséquence de cette stimulation, c'est la mutation plus prompte et plus complète de la substance organique.

Or, cette mutation de la matière, cette rénovation de l'organisme, sont de la plus grande importance thérapeutique. Elles changent, on peut le dire, les rouages de l'économie à laquelle elles impriment ainsi un plus haut degré de vitalité. Et comme ce résultat dépend de l'accord qui existe entre l'assimilation des substances alimentaires et l'élimination des particules usées de nos organes, on peut, dans de certaines limites, diriger à volonté la marche de cette transformation vitale, en imprimant plus ou moins d'énergie à l'une des deux conditions que nous venons de mentionner. On ne s'étonnera donc pas, si sous l'influence de l'hydrothérapie, quelques malades prennent de l'embonpoint, tandis que quelques autres maigrissent. J'en ai vu dont le poids s'est accru de plus de 20 livres dans quelques semaines, et d'autres chez lesquels il a diminué dans les mêmes proportions. J'ai fait perdre de cette manière, à un sujet dont l'embonpoint était arrivé à un véritable état pathologique, 34 livres de son poids au bout de deux mois de traitement.

On a comparé ces résultats à ce qui se passe chez les animaux sous l'influence de *l'alimentation*. Cette analogie est réelle, mais elle n'est pas complète; car l'hydrothérapie n'agit jamais par le repos, elle n'a jamais pour but de faire accroître le volume aux dépens des forces.

Dans la décomposition organique, dont nous venons de parler, la matière détruite est spécialement celle qui par sa combinaison avec l'oxygène concourt à la formation de la vapeur d'eau et de l'acide carbonique. La destruction s'attaque donc de préférence aux éléments carbonés et hydrogénés de nos tissus, c'est-à-dire aux matières grasses et aux principes sucrés.

Dans l'assimilation, au contraire, nous sommes maîtres du choix des éléments, dont nous voulons doter l'organisme, puisqu'il nous est possible de diriger à notre gré le régime alimentaire, Nous pouvons donc, jusqu'à un certain point, modifier la constitution de nos malades, et on sait combien cette modification influe sur la marche des affections que nous sommes appelés à combattre. C'est de cette manière que l'hydrothérapie agit si favorablement dans le traitement des cachexies,lymphatiques, chlorotiques ou scrofuleuses. Ses prétentions à cet égard sont fondées en principe, et justifiées dans le fait par un grand nombre de succès.

La dépense insolite de la substance organique, réclamée par la présence d'une quantité plus abondante de l'oxygène, explique aussi l'influence de l'hydrothérapie dans les états morbides, dans lesquels la stase du sang veineux entretient ces engorgements passifs dont il est souvent si difficile de triompher. Aussi, voyons-nous cette méthode thérapeutique réussir très fréquemment dans ces affections que les anciens désignaient sous le nom de pléthore abdominale, et que quelques auteurs allemands appellent maladies de carbone; telles que les engorgements du foie, de la rate et de l'utérus, l'affection hémorrhoïdaire et certains désordres dans la menstruation.

Enfin, la consommation de matières carbonées ne peut-elle pas être mise à profit, contre cet état pathologique aussi extraordinaire dans ses manifestations, que terrible dans ses conséquences, contre le diabète sucré? Le besoin de fournir du carbone à la saturation de l'oxygène, pourrait bien avoir pour résultat d'empêcher la formation du sucre, ou de mettre au profit de la combustion celui qui est formé, puisque le sucre n'est en grande partie qu'un composé d'hydrogène et de carbone. Le succès tout récent obtenu par un de nos honorables confrères, et relaté par la *Gazette-Médicale* de Lyon, pourrait, peut-être, être compris de cette façon (1).

Vous voyez, Messieurs, à quelles conséquences pratiques on arrive en examinant ainsi l'action de l'hydrothérapie, sous le point de vue de son influence sur la calorification organique. Nous l'avons vu retentir du côté de la respiration et de la circulation sanguine, du côté de l'assimilation et des sécrétions; nous l'avons vu contribuer à la forma-

(1) V. *Gazette médicale de Lyon*, octobre 1850. *Heureuse application de l'Hydrothérapie au diabète sucré.*

tion plus parfaite des liquides et des solides de notre organisme ; nous pourrions donc démontrer son action directe sur la répartition physiologique de l'influx nerveux et expliquer de cette manière les succès que nous avons obtenus dans un très grand nombre de névroses.

Et cependant, jusqu'à présent, nous n'avons considéré l'hydrothérapie que sous le rapport de l'action qu'elle exerce par la déperdition fréquente du calorique vital. Il nous reste à l'étudier encore comme agent de stimulation de l'enveloppe tégumentaire.

La peau, organe du tact, de l'hématose et de la calorification, appareil sans cesse agissant, surface absorbante et sécrétante à la fois, continuellement exposée à l'action des forces destructives du monde extérieur, est, selon, l'expression d'un physiologiste allemand, une sentinelle avancée de l'organisme, exposée aux premières attaques de l'ennemi, et chargée d'une vigilance de laquelle dépend souvent le salut de l'économie.

Comme agent d'absorption, l'enveloppe tégumentaire influe sur l'hématose en enlevant l'oxygène à l'air atmosphérique ; comme organe de calorification, elle maintient l'équilibre de la chaleur vitale, par l'évaporation incessante qui se fait à sa surface ; comme appareil de secrétion, elle est chargée de l'élimination d'acide carbonique, ainsi que de principes organiques dont le rôle est achevé, et qui doivent être expulsés par la transpiration.

Cette multiplicité des fonctions, indique déjà l'importance de l'organe qui en est chargé, et les rapports qui existent entre ces fonctions et les principaux actes de l'économie, portent cette importance à un degré très élevé, et autorisent à penser qu'un désordre quelconque dans l'accomplissement du rôle dont est chargée l'enveloppe cutanée, peut avoir de graves conséquences, peut et doit retentir dans toute l'organisation. J'en appelle, sur ce point, à l'expérience générale; et comme elle ne peut pas contredire la justesse de ma proposition, je ne veux point chercher à la prouver, mais à lui donner quelques développements dans ses rapports directs avec les effets possibles de l'hydrothérapie.

Les fonctions de la peau, comme celles de tout autre organe, peuvent être trop ou trop peu actives; dans l'un et l'autre cas, il y a dommage plus ou moins considérable pour l'économie tout entière; et ce dommage augmente en raison de la durée, de l'intensité et de l'étendue du désordre dont la peau est le siège. Si par hasard le désordre va jusqu'au point de provoquer une suppression complète des fonctions de cette membrane, alors ce n'est plus de la maladie qu'il s'agit, car la vie est incompatible avec cette suppression; elle s'éteint sans retour.

Vous connaissez, Messieurs, les expériences que le docteur Fourcault avait communiqué à l'Académie des Sciences et dont les résultats furent confirmés par une commission de cette académie; vous savez que l'application d'un vernis imperméable, qui arrête complètement les fonctions des téguments chez les animaux, conduit promptement à la mort avec tous les signes d'asphyxie, de décomposition profonde de nos liquides, et un commencement de lésions organiques. Je pourrais vous citer un fait de cette nature, fait plus probant encore, puisqu'il intéresse directement l'espèce humaine. A l'avénement du pape Léon X au trône pontifical, on célébrait à Florence l'âge d'or, que l'on essaya de personnifier en couvrant le corps d'un enfant de feuilles minces de ce métal. La cérémonie n'était pas encore achevée que l'enfant avait déjà cessé d'exister; et cependant, pour une telle occasion, on n'a pu s'adresser qu'à un sujet d'une bonne organisation, brillant par la force et par la beauté de formes. C'est qu'aucune force ne peut résister contre une telle atteinte, qui détruit l'organisme lorsqu'elle est complète et le dérange plus ou moins quand elle n'est que partielle. Aussi, dans les expériences dont je viens de parler, la suppression limitée à une partie des téguments offrait également des phénomènes pathologiques nombreux, selon l'étendue de la partie sur laquelle on agissait.

Or, ce que produit l'expérimentation se répète journellement sous nos yeux, et il n'y a peut-être pas d'affection aigüe ou chronique, qui ne puisse être occasionnée, entretenue ou aggravée par un dérangement quelconque dans les fonctions de la peau. On peut donc admettre sans peine, qu'une méthode thérapeutique qui entretient l'activité de cet organe dans des limites convenables, doit exercer une influence aussi puissante qu'utile sur l'intégrité des fonctions organiques. En effet, la stimulation énergique que produisent du côté de l'enveloppe tégumentaire les agents de l'hydrothérapie se fait sentir d'une manière favorable dans toute l'économie. Que cette stimulation soit considérée comme une puissante révulsion périphérique, ou qu'elle soit interprêtée comme nous le faisons ici par les nombreuses relations qui existent entre la peau et les fonctions les plus importantes de l'organisme, les faits restent les mêmes; leur valeur n'en est pas amoindrie.

Mais l'hydrothérapie, avons-nous dit, ne rétablit pas seulement l'activité fonctionnelle de la peau; elle va quelquefois jusqu'à provoquer une exagération d'action de la part de cet organe. Elle dispose d'un moyen de sudation, qui donne, comme nous l'avons fait voir, un résultat matériel considérable. Il y a ici quelque chose de plus qu'un simple rétablissement de la fonction, puisqu'il y a évacuation abondante de la matière organique. Sous ce point de vue l'action de l'hydrothérapie est une action spoliatrice, elle accélère le mouvement de décomposition. Or, ce surcroît d'activité du mouvement d'élimination peut trouver des applications sans nombre. La médecine pratique en donne la preuve par l'emploi si fréquent des médicaments évacuants et dépuratifs de toute espèce. Et, s'il était permis, dans une question de cette nature, d'apporter une évaluation mathématique, si la dépuration dépendait absolument de la valeur matérielle des produits évacués, certes, l'hydrothérapie pourrait à juste droit réclamer la préférence sur ces médicaments.

Ce n'est pas absolument sur une telle base que je fonde ma conviction en vous annonçant la très grande efficacité de cette méthode, dans les vieilles affections syphilitiques et dans les cachexies produites par l'abus de certaines médications. Je m'appuie surtout sur la possibilité de produire une action dépurative énergique et durable, sans nuire en rien à l'intégrité des principales fonctions organiques. Si, à part cela, on considère les qualités spéciales de la sueur, si on se rappelle l'analogie d'une disposition particulière de l'organisme, qui prédomine dans certains états morbides, on pourra être sur la voie de la cause qui explique l'action de l'hydrothérapie, et particulièrement de transpirations abondantes, dans le rhumatisme et la goutte. L'extrême acidité des liquides organiques dans ces deux affections, et l'énorme quantité d'acide qu'enlève la transpiration, peuvent bien faire comprendre les succès de l'hydrothérapie. Toutefois ces succès, Messieurs, je dois le dire, ont été singulièrement exagérés, par les partisans par trop dévoués, de cette méthode. Je ne parle point des affections purement rhumatismales. Oui, sans contredit, elles guérissent plus souvent que par toute autre médication. Mais pour ce qui concerne la goutte, je suis encore à attendre le cas d'une guérison, dans la stricte acception du mot. Certes, j'ai obtenu dans ces cas des résultats fort satisfaisants, j'ai vu sous l'influence de l'hydrothérapie des accès de goutte diminuer de fréquence et d'intensité ; j'ai vu des goutteux reprendre des forces dans les membres et de la souplesse dans les articulations affectées, mais je n'ai jamais vu cette maladie disparaître sans retour. Depuis quelque temps j'ai ajouté au traitement hydriatrique de cette affection l'usage des eaux alcalines ; cette médication combinée me paraît offrir des avantages marqués, mais mes essais sont encore trop récents, ils ne peuvent pas servir de base à une conclusion définitive.

Pour résumer tout ce que nous avons dit et compléter ce qui nous resterait à dire encore, nous pouvons affirmer que la méthode curative connue sous le nom d'hydrothérapie est une méthode complexe. Que tout en employant comme moyen principal de son action un agent unique, l'eau froide, elle ne produit pas moins des effets physiologiques fort différents en variant la forme et le mode d'application de ce moyen.

Ces différentes applications tendent à produire tantôt une soustraction répétée de la chaleur vitale, d'autrefois une stimulation plus ou moins vive de la peau, d'autrefois enfin, une élimination considérable d'éléments organiques en provoquant d'abondantes transpirations.

Ces trois conditions constituent donc la base principale des indications thérapeutiques. Chacune d'elles imprime à la marche du traitement une direction spéciale, et décide du choix des moyens auxquels on accorde la préférence.

Mais pour répondre à ces indications thérapeutiques les moyens hydriatriques seraient parfois insuffisants, il faut que le malade, auquel ils s'adressent, soit lui-même dans des conditions favorables.

La présence ou l'absence de ces conditions constitue les indications individuelles.

La première de ces conditions, c'est que le sujet soumis au traitement soit en état de réagir contre l'influence directe des moyens dont on veut faire usage. Aussi la réaction doit elle être l'objet constant d'attention de la part du médecin. Sa promptitude, sa durée et son intensité, doivent être surveillées avec un soin tout particulier; car ces circonstances décident de la marche que l'on doit imprimer à l'ensemble du traitement. L'absence complète de la réaction est une contre-indication absolue à l'application de l'hydrothérapie.

L'importance que nous attachons à ce phénomène, fait pressentir déjà la nécessité de le faire durer, et dans quelques cas spéciaux de l'éveiller, de l'exciter. On y parvient par des frictions, le massage, et enfin à l'aide de l'exercice musculaire.

La nécessité d'un exercice actif ressort non seulement de l'influence directe qu'il peut exercer sur la réaction, mais encore de la part importante qu'il prend dans l'accomplissement régulier de toutes les fonctions. Vous savez, Messieurs, que les contractions musculaires modifient singulièrement la composition du sang. Les observations rapportées par M. Brachet démontrent que les qualités physiques de ce liquide changent de nature selon l'état de repos ou de mouvement de la partie à laquelle il appartient (1). Le sang du même individu, tiré en même temps de deux points différents, présentera une coloration différente, si une de deux parties est en repos et que dans l'autre il y ait des contractions musculaires. La première donnera un sang plus rouge, celui de la seconde sera plus noir. Les contractions musculaires ont donc exercé une influence évidente sur la désoxygénation du liquide sanguin, partant elles ont contribué au développement de la chaleur et à la métamorphose de nos tissus. Et comme ces derniers phénomènes se passent spécialement dans la partie où les contractions ont lieu, il en résulte que les conditions pathologiques individuelles doivent décider de la direction de l'exercice musculaire. Il sera général ou partiel; c'est-à-dire, qu'on aura recours aux différents moyens de la gymnastique médicale, aux jeux et exercices du corps de tout genre, que l'on modifiera selon les cas particuliers, et que l'on proportionnera dans tous les cas aux forces générales de l'économie.

Les observations qui m'ont servi de base à ce que je viens de dire sur l'opportunité de provoquer les contractions fréquentes de la fibre musculaire, ont une importance physiologique et pathologique des plus remarquables. Dans l'ordre physiologique, elles

(1) Recueil des Mémoires lus au Congrès scientifique de France, neuvième session, à Lyon, septembre 1846.

nous expliquent ces phénomènes de nutrition et de vigueur particulières aux parties soumises à un exercice soutenu. Sous le rapport pathologique elles nous font comprendre la délibilité et le dépérissement successif de l'organe soumis à une inaction prolongée ; pour ce qui concerne la thérapeutique, elles confirment cette loi naguère proclamée ici sur le traitement de certains cas morbides par l'exercice de la fonction (1). Et enfin, au point de vue spécial où nous nous sommes placés, elles nous autorisent à affirmer que l'exercice musculaire constitue, non pas un simple accessoire de l'hydrothérapie, mais un moyen tellement important que sans lui cette méthode ne saurait produire que fort peu de résultats.

Considérée dans son ensemble, l'hydrothérapie, avons-nous dit, contribue à activer la rénovation de nos organes en accélérant le mouvement de composition et de décomposition qui hâtent la métamorphose de nos tissus. Sous ce double point de vue, la sollicitude du praticien doit donc se porter spécialement sur les sécrétions et sur les fonctions de l'assimilation.

Quant aux sécrétions, elles présentent parfois dans le cours du traitement des particularités dignes d'attention. L'urine et les selles sont quelquefois chargées de mucosités abondantes ; le canal de l'urètre chez les hommes, la muqueuse utero-vaginale chez les femmes, présentent aussi cette particularité dont l'exis-

(1) Mémoire de M. Bonnet publié dans la *Gazette médicale de Lyon*, nos du 31 août et 15 septembre 1850.

tence, loin d'aggraver la position des malades, coïncide assez souvent avec un certain degré d'amélioration générale de la santé. Aussi ces phénomènes sont-ils considérés comme des crises par la plupart des médecins qui s'occupent d'hydrothérapie. Des crises d'un autre genre se manifestent aussi dans le cours ou à la fin du traitement, ce sont des éruptions aussi nombreuses que variées sur la surface de la peau, ou bien des furoncles et des abcès. Nul doute, Messieurs, que toutes ces particularités ne soient la conséquence du traitement; mais sont-elles réellement l'expression de son effet curatif; offrent-elles positivement cette concordance entre la cause et l'effet, pour pouvoir être considérées comme de véritables crises, dans l'acception médicale du mot? Je ne crois pas qu'il soit permis de se prononcer définitivement sur cette question.

Pour ce qui concerne l'assimilation, elle jouit avonsnouo dit, dans ce mouvement de rénovation organique, un rôle de plus important; aussi doit-on surveiller avec un soin tout particulier le régime alimentaire des malades. Sous ce point de vue, l'hydrothérapie a des exigeances spéciales qu'il ne faut point oublier. Exposant sans cesse le malade à une grande dépense de forces, elle réclame une alimentation substantielle. Cependant, sous le rapport de la quantité, il est nécessaire de recommander au début du traitement, une certaine sobriété; parce qu'il importe dans beaucoup de cas, de donner dans les commencements surtout de la prépondérance au mouvement d'élimination, et parce que d'un autre côté les organes digestifs doivent être habitués par degrés à ce surcroît d'activité auquel on les expose. Quant aux choix des substances alimentaires, il est commandé par l'action particulière du traitement. Chez les malades que l'on expose à une grande déperdition de la chaleur vitale, on est obligé de pourvoir à sa reproduction par la nature des aliments dont on les nourrit. Or, les aliments qui concourent au développement du calorique, sont ceux qui contiennent du carbone dans des proportions notables. Ce sont donc les corps gras, les féculents et les matières sucrées. L'inventeur de l'hydrothérapie, Priesnitz, semble avoir deviné ces raisons physiologiques; aussi la table de Græffenberg est-elle d'une extrême frugalité. Dans la plupart d'établissements allemands, on imite cet usage. Les malades ne s'en trouvent pas plus mal sous le rapport de la santé, mais beaucoup d'entre eux ont quelque peine à se faire à ce changement si complet dans leurs habitudes. En France, tout en comprenant et en nous conformant aux raisons dont je viens de parler, nous donnons à l'alimentation de nos malades un peu plus de variété, parce que nous savons qu'il n'est pas bon de rompre trop brusquement avec des habitudes depuis longtemps contractées; et parce que, d'un autre côté, nous sommes convaincus que dans l'alimentation, ce n'est point à la forme mais à la composition des aliments qu'il faut s'attacher. Or, si quelques mets sucrés, si quelques friandises, il faut dire le mot, remplaçent chez nous le lard et le lait caillé de Græffenberg, c'est que par ces moyens, nous introduisons dans la circulation autant de principes carbonés qu'il est nécessaire d'y introduire; seulement nous le faisons d'une manière moins désagréable et plus conforme à l'alimentation habituelle de nos patients.

Ce que je viens de dire sur la nécessité d'aliments carbonés est si vrai, que lorsqu'il nous arrive de rencontrer des malades, qui, voulant se conformer rigoureusement aux termes des consultations qu'ils nous apportent, et dans lesquelles, le plus souvent, nous voyons l'indication du régime par trop en honneur parmi les médecins, régime exclusif de viandes rôties et grillées; s'il nous arrive d'en rencontrer, dis-je, qui ne veulent pas s'en écarter, il est très difficile d'obtenir chez eux une énergique réaction. Ils se refroidissent très promptement et ont beaucoup de peine à se réchauffer; bien plus, c'est qu'en général ils maigrissent, et ces résultats s'expliquent parfaitement, si on se rappelle ce que nous avons dit en parlant de la calorification.

On voit donc qu'outre l'intérêt thérapeutique général qui s'attache au régime, il y a dans l'hydrothérapie des raisons spéciales pour la considérer comme partie essentielle du traitement et lui accorder par conséquent une attention méritée.

J'aurais voulu, Messieurs, pouvoir m'étendre davantage; j'aurais voulu vous parler de la possibilité et de l'utilité qu'il y a d'allier l'hydrothérapie à l'usage de certains médicaments, tels que les substances alcalines, l'iode, le fer; j'aurais voulu surtout, vous présenter la physionomie spéciale du traitement qui convient à chaque classe d'états morbides, mais, je vous l'ai dit en commençant, j'ai cru devoir m'imposer des limites.

Peut-être pourrais-je compléter un jour par quelques détails ce tableau général ; je m'en contente pour aujourd'hui, et mon but aura été atteint, si j'ai réussi, non pas à vous donner une conviction, mais à éveiller dans votre esprit ce doute qui conduit à la recherche et à l'examen des preuves.

www.ingramcontent.com/pod-product-compliance
Ingram Content Group UK Ltd.
Pitfield, Milton Keynes, MK11 3LW, UK
UKHW020951220726
13924UKWH00002B/616

9 782019 289669